NOTICE

SUR

L'ÉTABLISSEMENT THERMAL

DE

SAINT-ALBAN

Roanne. — Typographie et lithographie SAUZON, rue Impériale, 70.

NOTICE

SUR

L'ÉTABLISSEMENT THERMAL

DE

SAINT-ALBAN

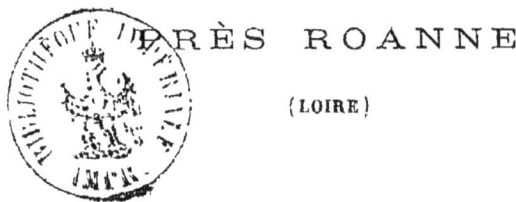

PRÈS ROANNE

(LOIRE)

TACHON FILS ET CIE

CONCESSIONNAIRES

Hôtel Saint-Louis, à Roanne

1861

PROPRIÉTÉS THÉRAPEUTIQUES

DES EAUX MINÉRALES

DE

SAINT-ALBAN

ET

DU GAZ CARBONIQUE

L'établissement thermal de Saint-Alban est situé à 10 kilomètres de Roanne, dans une vallée salubre et pittoresque.

Il se compose d'un établissement de bains et de douches, de buvettes installées sur chacune des sources récemment captées à nouveau, et d'un établissement pour l'administration complète du gaz acide carbonique, sous forme d'aspirations, de douches et de bains.

Une piscine romaine, de nombreuses médailles recueillies au fond des puits, des captages de la même époque, récemment découverts et retrouvés dans leur intégrité primitive, prouvent que les anciens conquérants des Gaules, si connaisseurs en fait d'hygiène thérapeutique, avaient fait de Saint-Alban, malgré son éloignement de tout grand centre de population, une station sanitaire importante.

Aujourd'hui, le chemin de fer de Paris à Lyon par le Bourbonnais, passant à Roanne, met Saint-Alban à quelques heures des deux capitales de l'Empire.

Quatre sources, ayant une origine commune et une composition identique, jaillissent dans le milieu d'une prairie située à la base du village de Saint-Alban, et d'une fente qui isole, sur ce point, le grès à anthracite du porphyre quartzifère. Elles portent les noms de : *Puits de César* ou *ancien Grand-Puits*, *Puits d'Antonin*, *Puits-Neuf* ou *ancien Puits-Rond*, et *Puits de Faustine* ou *Puits de la Pompe*.

Les eaux de Saint-Alban sont apéritives et diurétiques. Elles augmentent rapidement l'appétit, activent la digestion et tendent à régulariser les selles. Leur usage détermine en général, au bout de quelques jours, un sentiment de force et de bien-être. Il faut se tenir en garde, surtout dans les premières périodes du traitement, contre l'excitation que l'usage simultané des bains et de la boisson manque rarement de déterminer. Leur action diurétique mérite une mention particulière ; mais leur caractère dominant est d'être digestives et toniques.

Les eaux de Saint-Alban peuvent être rangées au nombre des mieux appropriées à cette classe nombreuse de désordres fonctionnels des organes digestifs, que l'on a désignés sous les noms de *dyspepsie*, *gastralgie*, *gastrite chronique*. Mais cette appropriation, qui leur appartient en commun avec un grand nombre d'eaux minérales, présente une particularité importante, et qui leur est très-spéciale.

Les dérangements de la digestion présentent souvent un caractère névropathique. C'est là ce qui constitue la *gastralgie* proprement dite. Les phénomènes douloureux dominent alors, soit que la région de l'estomac se trouve le siège d'un point douloureux fixe et plus ou moins constant (*cardialgie*), soit que l'introduction des aliments soit douloureuse ; et il arrive quelquefois, dans ce dernier cas, que l'introduction de la moindre substance, d'une simple cuillerée de liquide, ne puisse avoir lieu sans provoquer de vives souffrances.

Le traitement de ces sortes de gastralgies douloureuses est généralement très-difficile, parce que les médicaments ne sont pas mieux tolérés que les aliments, et la plupart des eaux minérales, même les plus efficaces dans le traitement de la dyspepsie, sont inapplicables, comme trop excitantes, même sous la simple forme de bains.

On obtient souvent, dans les cas de ce genre, des eaux de Saint-Alban, ce que l'on avait en vain cherché ailleurs, c'est-à-dire la tolérance. La quantité considérable d'acide carbonique, la proportion modérée de principes minéralisateurs, peut-être l'absence remarquable de sulfates, les plus indigestes de tous les sels contenus habituellement dans les eaux minérales, font que ces eaux sont souvent supportées sans peine dans des cas où toute autre médication paraissait impossible ; et c'est dans cet ordre de faits que, suivant la pratique d'un éminent inspecteur, le docteur Prunelle, elles constituent un excellent succédané des eaux de Vichy.

Les qualités notablement ferrugineuses des eaux de Saint-Alban interviennent ici d'une manière d'autant plus précieuse, que ces gastralgies douloureuses sont l'apanage ordinaire de la chlorose de la puberté, une des affections sinon les plus graves, du moins les plus opiniâtres et les plus difficiles à traiter.

Les eaux de Saint-Alban fournissent également des résultats très-avantageux dans le traitement des maladies de l'appareil urinaire.

Les eaux bicarbonatées sodiques sont, avec juste raison, considérées comme les mieux applicables au traitement du catarrhe de la vessie; mais cette maladie s'accompagne souvent d'une irritabilité très-vive, soit de nature inflammatoire, soit de nature nerveuse. Si l'on emploie une médication trop active, on voit aussitôt apparaître des symptômes de dysurie très-douloureux, et même des rétentions d'urine de la pire espèce, puisque les moyens mécaniques qui pourraient les vaincre ne font qu'aggraver les conditions qui les ont déterminées. Ce sont tantôt des congestions actives ou des inflammations du col de la vessie ou de la prostate, amenant une tuméfaction, et, par suite, une occlusion de l'orifice vésical, tantôt des névralgies qui, par une constriction spasmodique ou par l'excès seul de la douleur, entraînent une occlusion non moins difficile à vaincre.

Tel est l'écueil des eaux trop minéralisées, et tel est l'avantage que présentent les eaux de Saint-Alban.

Si leur constitution les rend propres à modifier profondément l'état catarrhal de la vessie, elle met en même temps à l'abri des accidents qu'un certain degré d'excitation ne manque pas d'amener dans des organes aussi irritables.

Nous trouvons à appliquer au traitement de la *gravelle* le même ordre de considérations. Si les eaux de Saint-Alban ne possèdent pas, pour combattre la diathèse urique, la même efficacité que certaines eaux plus fortement minéralisées, elles deviennent, d'un autre côté, bien mieux applicables, lorsque les coliques néphrétiques sont très-rapprochées, ou lorsque les reins sont malades, qu'ils sont le siége de douleurs constantes, d'accidents inflammatoires, que les urines renferment du pus ou du muco-pus.

Nous insisterons, au sujet de ces sortes de traitements, sur les qualités diurétiques des eaux de Saint-Alban, d'autant plus caractérisées que leur minéralisation n'est pas très-élevée, circonstance favorable aux effets de ce genre.

Il est impossible de n'être pas frappé du nombre considérable de malades affectés de *dermatoses* diverses qui affluent à Saint-Alban (près du tiers du personnel). Cette circonstance, ne fût-elle que traditionnelle, ne saurait laisser de doute sur l'efficacité de ces eaux dans ces sortes de maladies, bien que leur constitution ne semble pas devoir les attirer au premier abord.

Mais l'action salutaire des eaux de Saint-Alban, dans les affections de l'appareil digestif et chez les scrofuleux, rend parfaitement compte de cette appropriation spéciale.

Il est facile de reconnaître, en effet, que les dermatoses qui sont heureusement modifiées par les eaux de Saint-Alban tenaient plus ou moins à quelqu'une des maladies qui sont directement influencées par l'usage de ces eaux, et avaient reçu ainsi une sorte d'action reflexe. Ainsi l'*impetigo figurata*, qui est toujours sous la dépendance d'une affection gastrique, guérit aussi toujours à Saint-Alban. C'est même probablement cette maladie qui, par suite de son apparence et de l'importance particulière que l'on attache à sa disparition, aura le plus contribué à répandre la réputation de ces eaux dans le traitement des dermatoses.

Sous la dépendance précitée, se trouvent encore bon nombre d'eczémas, des varus, des herpès circinnés et furfuracés qui disparaissent également quand les digestions sont bien rétablies, c'est-à-dire lorsque le traitement thermal a détruit la maladie principale qu'ils accompagnaient.

Avec un état *lymphatique* prononcé, avec la *scrofule*, on trouve l'*eczema impetiginodes*, des boutons mal définis dans les cheveux, dans les sourcils, aux ailes du nez, des *ecthymas*, des *pityriasis* du cuir chevelu. Tout cela peut disparaître encore par suite des modifications apportées par les eaux dans l'état constitutionnel qui a entraîné de telles manifestations.

Ainsi donc, il n'y a guère que les maladies de la peau compliquant une maladie attaquable par les eaux de Saint-Alban, et surtout celles de la classe des *secrétantes*, qui disparaissent ici.

Nous dirons qu'il n'y a presque que celles-ci, car nous ne comptons pas bon nombre de ces maladies légères, produites par la malpropreté, par une alimentation nuisible, des habitations insalubres, qui guérissent par les bains, un air pur et une hygiène mieux réglée. Dans ce nombre, sont des *eczemas*, quelques *prurigos*, quelques *herpès*, et surtout des *urticaires* tenaces.

On voit encore guérir, d'une manière plus ou moins complète, à Saint-Alban, des maladies plus graves, telles que des *psoriasis inveterata*, des couperoses, des *pityriasis rubra*, des *sycosis tuberculeux*, etc. Il faut presque toujours alors combiner quelques autres moyens, topiques ou généraux, au traitement thermal; seulement celui-ci constitue, surtout l'excellente balnéation qui en fait partie, un agent très efficace de reconstitution, qui rend aux agents médicamenteux indiqués une vertu qu'ils semblaient avoir perdue.

L'organisation du traitement par l'acide carbonique, à Saint-Alban, mérite une mention toute particulière.

L'acide carbonique exhalé par les sources minérales est utilisé en Allemagne, depuis un certain nombre d'années, à titre de médication spéciale, sous forme de bains, de douches, d'injections, d'inhalations et de déglutition.

Cette question de thérapeutique est longtemps restée, parmi nous, dans le silence, et M. Herpin (de Metz) publia, en 1855, une courte notice sur le traitement par l'acide carbonique en Allemagne, dans laquelle il assura que cette médication n'avait jamais été mise en pratique en France.

C'était une erreur. Il y a une vingtaine d'années que l'acide carbonique a été employé en inhalations et en bains, à Saint-Alban, et les faits qui y sont relatifs ont été mentionnés dans un rapport de M. Patissier à l'Académie de médecine *sur le service des établissements thermaux*, pendant les années 1851 et 1852, et dans le *Traité thérapeutique des eaux minérales* (1857).

M. le docteur Goin administrait, à Saint-Alban, des bains d'acide carbonique dès avant l'année 1834, de la manière suivante : « Le malade est placé dans une baignoire de cuivre bien étamée, ouverte à la partie supérieure, et fermant d'ailleurs très hermétiquement; un coussinet fixé autour du cou sert à intercepter l'air ou la vapeur de la baignoire, et fait que la respiration s'opère sans danger. On fait arriver d'abord un courant de vapeur émolliente, ensuite un autre de gaz acide carbonique ; bientôt après, on diminue la vapeur de manière à ne produire que 16 ou 18 degrés de chaleur, et l'on augmente le courant de gaz jusqu'à ce que le malade éprouve un sentiment de titillation sur toute la peau ; quinze ou vingt minutes après, on soulève une large soupape, le gaz disparaît et la vapeur émolliente le remplace.... » (*Mémoire sur les eaux minérales de Saint-Alban*, Roanne, 1834).

L'acide carbonique n'était pas seulement employé en bains, à Saint-Alban ; il l'était également en inhalation. Voici comment M. Goin fut conduit à cette dernière pratique, et dans quelles circonstances il employait ces inhalations. Un ouvrier asthmatique qui travaillait au canal souterrain servant de conduite aux eaux minérales, avait été plusieurs fois menacé d'asphyxie pendant cette opération ; mais il s'aperçut qu'il respirait avec beaucoup plus de facilité, après avoir été soumis à l'action asphyxiante de l'atmosphère du canal.

« Les affections, dit M. Goin, dans lesquelles l'emploi de ce gaz a paru le plus avantageux, sont les névroses, et plus particulièrement celles des organes respiratoires, tels que l'asthme, la toux périodique, quinteuse, le catarrhe pulmonaire chronique avec toux spasmodique, les symptômes hystériformes, la fièvre intermittente.

» L'influence du gaz se montre d'autant plus favorable que les malades y sont soumis au moment même de l'explosion des paroxysmes de ces affections, ou très peu de temps avant. Aussi M. Goin a-t-il fait confectionner de petits sacs imperméables qu'il fait charger de gaz et qu'il confie aux malades dont les paroxysmes ne se manifestent que pendant la nuit.

» Avec cette précaution de combattre ainsi promptement chaque retour paroxystique du mal, au moment même de son apparition, ou au moins pendant son élan, les crises sont bientôt ébranlées et modifiées, d'abord pour l'époque de leur manifestation, puis pour leur intensité. Plus les symptômes d'asphyxie sont portés loin, plus la sédation qui s'ensuit est prononcée et prolongée ; aussi, dans les cas rebelles et d'une grande violence, le malade devra-t-il avoir la résolution de s'exposer au plus grand étouffement possible. » (*Journal de Médecine de Lyon*, 1842).

Il est permis de s'étonner, en présence de semblables documents, que la pratique de Saint-Alban ait été complètement laissée de côté, dans les premières publications qui ont eu pour objet d'appeler l'attention sur l'emploi de l'acide carbonique en Allemagne, et d'introduire en France une médication qui y existait déjà.

Cependant nous devons avouer que l'emploi de l'acide carbonique était peu à peu tombé en désuétude à Saint-Alban, lorsque l'administration nouvelle qui prit, il y a quelques années, la direction de cette station thermale, se fit un devoir de donner à cette intéressante médication tous les développements dont elle pouvait devenir l'objet.

Aujourd'hui, en effet, l'installation de l'acide carbonique à Saint-Alban comprend tous les modes usités : l'aspiration simple, les bains en boîte, la grande douche, la petite douche locale pour les yeux et pour les oreilles, la douche ascendante ou à injection. L'énorme quantité de gaz fournie par les sources permet d'obtenir toutes les pressions voulues pour ces diverses applications.

Nous pouvons ajouter que cette installation méthodique et très étudiée est plus complète et mieux entendue que la plupart de celles qui ont répandu en Allemagne l'usage de la médication par l'acide carbonique.

Nous rappellerons aux praticiens que l'acide carbonique s'applique très utilement en aspirations, en bains et en douches, à une série d'affections d'un traitement difficile, et auxquelles les autres méthodes thérapeutiques n'offrent que des ressources très imparfaites et très inférieures.

Nous placerons en tête l'*asthme*, et principalement cette forme à laquelle on a donné le nom de *catarrhe sec*, c'est-à-dire qui offre le plus l'apparence d'une névrose essentielle, et au sujet de laquelle le catarrhe bronchique ne paraît jouer qu'un rôle secondaire. Viennent ensuite la *pharyngite granuleuse*, les douleurs *névralgiques* des membres, de la face, de la *matrice* (en injections), certaines *surdités*, les *ophthalmies scrofuleuses*, les *plaies et fistules* de même nature, etc.

Quelques observations donnent encore à penser que l'ingurgitation du gaz carbonique dans l'estomac peut réussir à calmer des douleurs *gastralgiques* rebelles à d'autres moyens. Nous ajouterons encore les douleurs *rhumatismales*, celles surtout qui appartiennent au *rhumatisme nerveux*.

Parmi les affections que nous venons d'énumérer, il en est, telles que les névroses douloureuses, qui se prêtent difficilement à l'application du traitement thermal proprement dit. D'autres peuvent obtenir de médications différentes, ainsi des eaux sulfurées, des ressources très réelles.

Mais le traitement par l'acide carbonique offre ceci d'intéressant, qu'il permet de combiner, avec les applications efficaces qu'il présente, l'emploi des eaux minérales qui le fournissent.

M. Gay, médecin-inspecteur de l'établissement thermal, a recueilli des observations intéressantes au sujet de l'emploi de l'acide carbonique, concernant surtout l'asthme nerveux, la fatigue du larynx chez les prédicateurs et les chanteurs, par exemple, les angines chroniques, les aphonies asthéniques.

De bons résultats ont été obtenus dans tous les cas de ce genre, et l'on a surtout remarqué la rapidité avec laquelle des accès d'asthme se trouvaient enrayés. M. Gay s'est encore très-bien trouvé de l'emploi de douches de gaz carbonique dans les blépharites chroniques scrofuleuses.

Docteur D. F.

ANALYSE CHIMIQUE

DE

L'EAU MINÉRALE DE SAINT-ALBAN

RAPPORT FAIT A L'ACADÉMIE DE MÉDECINE

PAR MM. POGGIALE, HENRY ET F. BOUDET, RAPPORTEUR

Séance du 15 mars 1859

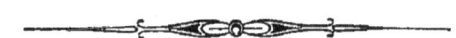

Il est encore un assez grand nombre d'eaux minérales, même parmi les plus précieuses, dont les analyses, exécutées à une époque plus ou moins éloignée, ne peuvent pas offrir les garanties d'exactitude que l'on doit attendre aujourd'hui d'une science plus perfectionnée. M. Lefort, dont les intéressants travaux d'hydrologie médicale ont déjà mérité les suffrages de l'Académie, s'efforce de justifier ces encouragements en appliquant à de nouvelles recherches les procédés les plus récents et les plus délicats de l'analyse.

Le mémoire dont l'Académie nous a chargés, MM. Poggiale, Henry et moi, de lui rendre compte, a pour objet l'eau des sources de Saint-Alban, situées dans l'arrondissement de Roanne, département de la Loire.

Cette eau est d'origine volcanique; son captage remonte évidemment à l'époque de la domination romaine. Elle jaillit de trois sources distinctes, ou mieux de trois puits qui portent les noms de Grand-Puits, de Puits-de-la-Pompe et de Puits-Rond.

Étudiée d'abord par Richard de la Prade en 1774, et plus tard par Cartier et Barbe, elle a été plus récemment analysée par Orfila, Barruel et Soubeiran ; mais ces savants chimistes ont opéré sur des échantillons transportés à Paris, et se sont trouvés ainsi dans l'impossibilité de constater la proportion d'acide carbonique libre contenu dans l'eau à son point d'émergence.

Les analyses de M. Lefort ont été exécutées aux sources mêmes ; elles font connaître la proportion considérable d'acide carbonique contenu dans l'eau de Saint-Alban, et ajoutent la potasse, l'iodure de sodium et l'arséniate de soude à la liste des substances qui y avaient été signalées.

M. Lefort n'a négligé aucune des expériences qui pouvaient lui faire reconnaître dans ces eaux la présence du brome, de la strontiane, de l'acide phosphorique, de la lithine, de l'acide azotique et de l'ammoniaque ; toutes l'ont conduit à des conséquences négatives.

L'eau du Grand-Puits et celle du Puits-de-la-Pompe lui ont présenté exactement la même température de $17°,2$ et la même composition. Quant à celle du Puits Rond, il n'a pas cru devoir l'analyser, cette eau ayant été mal captée dans l'origine, et n'étant évidemment qu'un mélange d'eau minérale et d'eau douce.

— 19 —

Il a consigné dans deux tableaux synoptiques les résultats de l'analyse de l'eau du Grand-Puits et du Puits-de-la-Pompe.

Le premier de ces tableaux fait connaître la nature et la proportion des principes élémentaires qu'elles contiennent ; le second la nature et la proportion des combinaisons salines anhydres que M. Lefort y admet hypothétiquement. Ces tableaux seraient tout à fait complets s'ils indiquaient la quantité d'eau fournie par chaque source dans les vingt-quatre heures.

Tableau synoptique de la densité, de la température et de la somme des principes élémentaires contenus dans un litre d'eau de Saint-Alban (Puits César et Puits Faustine).

	Puits César ou Grand-Puits.	Puits Faustine ou Puits-de-la-Pompe.
	grammes.	grammes.
Densité,	1,0012	1,0012
Température,	17°,2	17°,2
Azote,	des traces	
Oxygène,	traces.	
Acide carbonique libre et combiné,	3,3900	3,3781
Acide chlorhydrique,	0,0189	0,0192
Acide iodhydrique,	traces.	
Potasse,	0,0432	0,0442
Soude,	0,3692	0,3679
Chaux,	0,3651	0,3710
Magnésie,	0,1430	0,1391
Silice,	0,0453	0,0443
Protoxyde de fer,	0,0105	0,0104
Arsenic,	traces.	
Matière organique,	traces.	
	4,3852	4,3742

Tableau synoptique des diverses combinaisons salines anhydres attribuées hypothétiquement à un litre d'eau minérale de Saint-Alban (Puits César et Puits Faustine).

	Puits César ou Grand-Puits.	Puits Faustine ou Puits-de-la-Pompe.
	grammes.	grammes.
Acide carbonique,	1,9499	1,9400
Bicarbonate de soude,	0,8561	0,8508
— de potasse,	0,0834	0,0838
— de chaux,	0,9382	0,9542
— de magnésie,	0,4577	0,4443
— de protoxyde de fer,	0,0233	0,0231
Chlorure de sodium,	0,0301	0,0318
Iodure de sodium,	traces.	
Arséniate de soude,	traces.	
Silice,	0,0451	0,0443
Matière organique,	traces.	
	4,3838	4,3723
Poids du résidu salin à la température de 180°,	1,8754	1,8741

Les eaux de Saint-Alban sont remarquables à plus d'un titre.

Elles sont très-riches en acide carbonique libre, et leurs sources laissent dégager des quantités si considérables de gaz, qu'il sert à fabriquer chaque année 5 à 600,000 bouteilles d'eaux et de limonades gazeuses. Cet acide carbonique ne contient aucune trace d'acide sulfhydrique, et c'est sans doute à sa pureté absolue que l'on doit attribuer la vogue des eaux artificielles dont il alimente la fabrication; et l'exportation considérable dont l'eau de Saint-Alban est l'objet, comme boisson de table.

M. Lefort a recherché avec une attention toute spéciale la présence des sulfates dans l'eau de Saint-Alban ; il n'en a pas rencontré la plus légère trace. C'est peut-être la seule eau minérale qui en soit aussi parfaitement exempte.

Elle est d'ailleurs très-riche en bicarbonates de soude, de chaux et de magnésie.

Le fer y existe à l'état de bicarbonate et dans une proportion suffisante pour lui donner les véritables caractères d'une eau ferrugineuse.

La présence de l'iodure de sodium et de l'arséniate de soude, constatée pour la première fois dans l'eau de Saint-Alban par M. Lefort, ne peut manquer de lui faire acquérir une nouvelle importance au point de vue médical. Aussi doit-on vivement regretter que la source du Puits-Rond ait été assez mal captée pour ne fournir qu'une eau minérale altérée par son mélange avec l'eau douce, et d'une composition nécessairement variable, qui la rend impropre à l'usage médical.

En résumé, le travail de M. Lefort contient des faits importants pour l'hydrologie médicale ; il offre d'ailleurs le caractère de précision et d'exactitude que l'Académie a distingués dans les précédentes analyses, du même auteur. La commission a l'honneur de proposer à l'Académie de lui adresser des remercîments et de voter le renvoi de son mémoire au comité de publications.

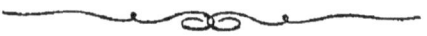

Depuis ce rapport du 15 mai 1859, les fouilles de captage pour le Puits-Rond ont fait découvrir un quatrième puits romain, conforme, quant à la construction, aux anciens Grand-Puits et Puits-de-la Pompe, et contenant, comme eux, des médailles romaines. Trois cents pièces de monnaie, argent et bronze, ont été recueillies pendant le premier nettoyage de ce nouveau puits nommé puits Antonin.

Par suite des différents travaux faits sur le griffon des sources, le quadrilatère muré a enfin été remplacé par une riche grille en fer de seize mètres de diamètre, entourant un gradin circulaire de sept marches.

Tout en conservant religieusement l'ancien niveau établi par les Romains, la plate-forme a pu être assez baissée pour permettre d'établir des margelles en pierre d'un mètre de saillie, et d'établir, pour la buvette et la mise de l'eau en bouteilles, un tirage à robinets longtemps réclamé par les buveurs, et bien préférable à l'ancienne méthode de puisement à la main. La nouvelle administration de 1860, très-préoccupée des différentes réclamations des buveurs sur la prise du gaz servant à la fabrication de l'énorme quantité de limonade gazeuse, croit avoir satisfait les différents préjugés sur cette question, en supprimant les entonnoirs métalliques immergés dans le puits, qui servaient à recevoir le gaz libre, par des calottes sphériques placées au-dessus de la surface des puits.

Ce nouvel arrangement, tout en recueillant la totalité du gaz libre, a, sur l'ancien système, l'avantage de ne pas priver la colonne d'eau du puits de la quantité de bulles de gaz qui la traverse jusqu'à sa surface.

Trois mois après la dernière main-d'œuvre de captage et de cimentage des puits, un jaugeage a constaté une augmentation d'un tiers du volume d'eau.

Le débit actuel est de 160,000 litres par vingt-quatre heures, et de cent mètres cubes d'acide carbonique libre.

NOUVELLE DÉNOMINATION DES PUITS

Ancien Grand-Puits.
» Puits-de-la-Pompe.
Puits-Rond, récemment capté.
» Découvert.

Puits-César.
» Faustine.
» Neuf.
» Antonin.

La nouvelle administration a cru devoir faire analyser les deux puits récemment captés et découverts, et en même temps vérifier l'analyse des deux autres, puits César et puits Faustine.

NOUVEAU RAPPORT

DE M. LEFORT

Tableau synoptique de la densité, de la température et de la somme des principes élémentaires contenus dans un litre d'eau minérale de Saint-Alban (Puits-Nouveau ou d'Antonin, ancien Puits-Rond ou Puits-Neuf).

	Puits d'Antonin.	Puits-Neuf.
Densité,	1,0012	1,0012
Température,	17° 2 cent.	17° 2 cent.
Azote, Oxygène,	traces.	traces.
	Grammes.	Grammes.
Acide carbonique libre et combiné,	3,5100	3,4117
Acide chlorhydrique,	0,0182	0,0190
Acide iodhydrique,	traces.	traces.
Potasse,	0,0434	0,0451
Soude,	0,3689	0,3687
Chaux,	0,3684	0,3695
Magnésie,	0,1402	0,1422
Silice,	0,0454	0,0448
Protoxyde de fer,	0,0101	0,0099
Arsenic,	traces.	traces.
Matière organique,	traces peu sensibles.	traces.
	4,5046	4,4109

Tableau synoptique des diverses combinaisons salines anhydres distribuées hypothétiquement à un litre d'eau minérale de Saint-Alban (Puits-Nouveau ou d'Antonin, ancien Puits-Rond ou Puits-Neuf).

	Puits d'Antonin.	Puits-Neuf.
Acide carbonique libre,	1,9773	1,9810
Bicarbonate de soude,	0,8559	0,8572
— de potasse,	0,0838	0,0870
— de chaux,	0,9473	0,9501
— de magnésie,	0,4485	0,4550
— de protoxyde de fer,	0,0224	0,0220
Chlorure de sodium,	0,0291	0,0304
Iodure de sodium,	traces.	traces.
Arséniate de soude,	traces.	traces.
Silice,	0,0454	0,0448
Matière organique,	traces peu sensibles.	traces.
	4,4097	4,4275

Les nouvelles expériences auxquelles nous nous sommes livré mettent hors de doute que la source Antonin et celle du Puits-Neuf sont très régulièrement captées, et qu'elles ont la même origine comme la même composition.

Nous avons aussi contrôlé nos premiers résultats en ce qui concerne les sources César (ancien Grand-Puits) et Faustine (ancien Puits-de-la-Pompe), et nous avons obtenu, à quelques milligrammes près, tantôt en plus, tantôt en moins, les mêmes nombres.

Paris, le 8 mai 1860.

LEFORT.

EXTRAIT D'UNE LETTRE

DU

MINISTÈRE DE LA GUERRE

Du 11 août 1859

A l'Administration de l'Établissement thermal de Saint-Alban

« Le Conseil de Santé à l'appréciation duquel j'ai
» dû soumettre votre libérale proposition vient de
» me faire connaître que l'eau de Saint-Alban, re-
» cherchée surtout comme boisson de table, jouit
» de propriétés thérapeutiques analogues à celles
» de l'eau de Vichy, quoique moins énergique, et
» s'applique généralement aux mêmes maladies.

» Il estime, en outre, que les développements
» donnés par mon département à la station ther-
» male de Vichy et le peu d'usage qu'on fait d'eaux
» transportées permettent de satisfaire à tous les
» besoins du service pour les affections qui sont
» traitées à cette station et rendent inutile tout em-
» prunt à des eaux étrangères. »

Le Ministre secrétaire d'État de la guerre,

Pour le Ministre et par son ordre,

Le Conseiller d'État, directeur de l'administration,

DARRICAU.

SAISON THERMALE

ÉTABLISSEMENT OUVERT

DU 15 MAI AU 15 SEPTEMBRE

MÉDECIN INSPECTEUR

M. le docteur GAY.

MÉDECINS CONSULTANTS

MM. les docteurs Bonnefoy. — Coutaret. — Delagrye. — De Viry. — Fuchez. — Goin. — Imbert. — Noélas fils. — Perrin. — Thiodet.

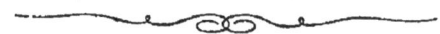

TARIF

Buvette des Fontaines

8 francs la buvette de 21 jours.

(Les indigents devront être munis, outre le certificat du Maire de leur commune, d'un certificat du Percepteur constatant qu'ils ne sont pas imposés. Les mineurs doivent fournir les mêmes certificats de leurs parents).

Aspiration ou humage

1re CLASSE.

La séance, 50 c.; abonnement d'une saison, 21 jours, 20 francs ; demi-saison, 10 jours, 10 francs.

La salle est ouverte de 8 heures du matin à 8 heures du soir.

2e CLASSE.

La séance, 25 c.; abonnement d'une saison, 21 jours, 10 francs ; demi-saison, 10 jours, 5 francs.

La salle est ouverte de 8 heures à 9 heures du matin, de 1 heure à 2, et de 7 à 8 heures du soir.

3e CLASSE.

La séance, 10 c.; abonnement d'une saison, 21 jours, 5 francs ; demi-saison, 10 jours, 2 fr. 50 c.

La salle est ouverte de 8 à 9 heures du matin, de 1 à 2 heures, et de 7 à 8 heures du soir.

Douches de gaz

Douches particulières avec pressions graduées. 0 fr. 50 c.
» secrètes » » »
cabinet particulier . . . . 1 fr. » c.

Salle ouverte de 8 heures du matin à 8 heures du soir.

Inhalation en piscine

1re Classe, de 9 h. du matin à 8 h. du soir. 0 fr. 50 c.
2e » de 8 à 9 heures du matin . . . 0 fr. 25 c.

Pulvérisation d'eau minérale

La séance, salle ouverte toute la journée (usage
des vêtements imperméables). . . . . 1 fr. » c.

Bains d'acide carbonique

Le bain . . . . 1 fr. » c.

Les demandes de bains doivent être faites 2 heures à l'avance.

Bains d'eau minérale

Bains ordinaires sans linge . . . . 1 fr. » c.
» » avec linge . . . . 1 fr. 25 c.
» » » linge baignoire garnie . 1 fr. 50 c.

AVIS.

Les bureaux pour la distribution des billets sont ouverts de 7 à 9 heures du matin, et de 2 à 5 heures du soir. Les cartes de séance ne sont valables que pour le jour qu'elles indiquent. Celles non employées seront échangées par l'administration. Ces cartes doivent être remises au surveillant de chaque salle. Les cartes de saison sont personnelles ; elles peuvent être exigées à chaque instant par le contrôle. Les cartes prêtées seront saisies. Il n'est dû aucune rétribution aux employés pour le service des salles et de la buvette. Les personnes qui auront des réclamations à faire sont priées de s'adresser à l'administration.

TARIF

Pour la vente des produits de Saint-Alban, pris à l'usine à Saint-Alban ou à l'entrepôt général hôtel Saint-Louis, à Roanne.

EAU MINÉRALE

La caisse de soixante bouteilles, caisse et verres compris . . . . 20 fr. » c.
La caisse de trente bouteilles, caisse et verres compris . . . . 11 fr. » c.

EAU GAZEUSE

La caisse de soixante bouteilles, caisse et verres compris . . . . 20 fr. » c.
La 1/2 caisse de trente bouteilles, caisse et verres compris . . . . 11 fr. » c.

LIMONADE GAZEUSE

La caisse de soixante bouteilles, caisse et verres compris. . . . . 27 fr. 50 c.
La 1/2 caisse de trente bouteilles, caisse et verres compris . . . . 14 fr. 75 c.

Expéditions contre remboursement.

Transport et frais de remboursement à la charge du destinataire.

Les emballages sont repris pour le prix facturé lorsqu'ils

sont en bon état et rendus *franco* à l'hôtel Saint-Louis, à Roanne, ou aux dépôts qui ont fait la livraison.

REMISES AUX ACHETEURS DEPOSITAIRES

Toutes les demandes doivent être adressées à M. Tachon fils et C¹ᵉ, concessionnaires, hôtel Saint-Louis, à Roanne (Loire).